Dʳ A. BARRABÉ

LES

EAUX DE BAGNOLES

DANS LES SUITES DES

Phlébites

ET DANS LES

Varices

MAYENNE
IMPRIMERIE Cʰ. COLIN
—
1901

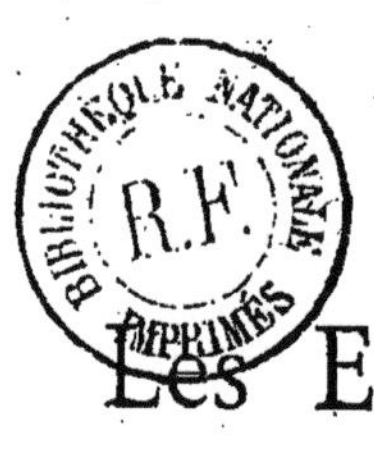

Les Eaux de Bagnoles

DU MÊME AUTEUR

Etude des lésions cardiaques dans le cours de la phtisie pulmonaire chronique. 1878.

Etude sur l'alcoolisme : Influence de la loi du 17 juillet 1880, sur le nombre des débits de boissons, sur le chiffre des condamnations pour ivresse publique, des morts accidentelles déterminées par excès de boissons, des folies et des suicides de cause alcoolique (En collaboration avec M. Bottet, substitut du procureur général d'Amiens).
Mémoire couronné par la Société française de tempérance. — Concours de 1886. — **Premier prix**.

Les Syndicats médicaux (En collaboration, avec le Dr Legallois, de la Ferté-Macé).

Etude sur les Eaux de Bagnoles-de-l'Orne, 1894.

De la cure des Phlébites par les eaux minéro-thermales de Bagnoles-de-l'Orne, 1895 *(Mémoire couronné par l'Académie de médecine. — Médaille de bronze, décembre* 1895)*.*

Eaux minérales ; Bagnoles-de-l'Orne dans le passé et dans le présent, 1899 *(Mémoire communiqué à l'Association normande).*

Guide médical, et pittoresque illustré de Bagnoles-de-l'Orne, 1900.

LES
EAUX DE BAGNOLES

DANS LES SUITES

DES PHLÉBITES

ET DANS

LES VARICES

PAR

Le Docteur A. BARRABÉ

Médecin consultant attaché à l'Établissement thermal.
Membre titulaire de la Société d'hydrologie médicale de Paris
Vice-président du Conseil d'hygiène de l'arrondissement de Domfront
Médecin de la Compagnie des chemins de fer de l'Ouest
Médecin-major de l'armée territoriale
Médaille de bronze de l'Assistance publique de Paris
Médaille d'honneur du Ministère de l'intérieur
Médaille de bronze de l'Académie de médecine
Officier d'Académie

MAYENNE
IMPRIMERIE SOUDÉE ET COLIN
—
1900

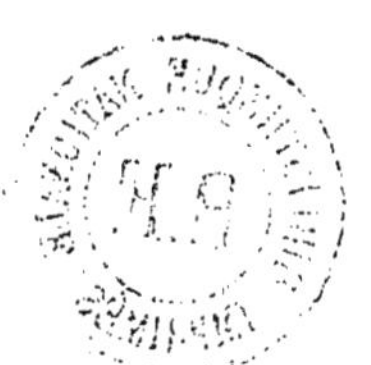

AVANT-PROPOS

Nous nous sommes adonné, depuis douze ans plus particulièrement à l'étude de l'action des Eaux minéro-thermales de Bagnoles-de-l'Orne sur les affections des Veines, et grâce à l'accumulation des faits observés consciencieusement, sans parti pris, nous avons pu bien apprécier leurs remarquables effets thérapeutiques.

Déjà en 1895, nous avions publié le résultat de nos recherches sur la cure thermale de Bagnoles dans les suites des Phlébites, et nous avions adressé notre étude à l'examen de l'Académie de médecine dans l'espoir de l'intéresser, et à la loyale critique de nos confrères, avec le désir de leur être utile.

Nous revenons aujourd'hui sur cette question si intéressante en lui donnant un plus grand développement légitimé par une plus longue expérience, et nous espérons que cette nouvelle étude recevra de nos lecteurs le même bon accueil.

Nos efforts seront dans tous les cas suffisamment récompensés ; car, en appelant de nouveau l'attention sur les heureux effets de la médication hydrominérale de Bagnoles-de-l'Orne, nous espérons rendre service aux médecins et aux malades, apporter une nouvelle contribution au succès de notre station thermale, et faire œuvre à la fois humanitaire et patriotique.

Les Eaux de Bagnoles-de-l'Orne

Les Eaux minéro-thermales de Bagnoles-de-l'Orne classées par Ossian Henry parmi les Eaux chlorurées-sodiques avec traces d'arséniate de soude, et par J. B. Dumas dans la catégorie des Eaux silicatées avec traces d'acide phosphorique et de. lithine, ont été considérées dans ces dernières années par un des maîtres de l'hydrologie française, Durand-Fardel, comme appartenant au groupe des Eaux indéterminées.

La principale source de la station est la source thermale ou Grande Source ; située au centre de l'établissement thermal, elle apparaît à travers des fissures du massif de granit qui forme le sous-sol de toute la région, et sa profondeur peut être évaluée approximativement à un minimum de 5 à 600 mètres. Son débit est abondant, de 25 mille litres à l'heure environ ; sa température varie entre 25 et 26 degrés centigrades.

. L'Eau de cette source est limpide, transparente ; des bulles de gaz viennent en grand nombre se dégager à sa surface ; sa saveur n'a rien de désagréable, un peu fade seulement ; mélangée au vin ou au cidre, elle n'en modifie ni le goût, ni la couleur ; son odeur est à peu près nulle tout au plus légèrement sulfureuse par suite de la décomposition au contact de l'air d'une partie des sulfates qu'elle renferme, ou de leur rencontre dans le sol avec des matières organiques ; onctueuse au toucher grâce à la Barégine qu'elle contient, elle donne à la peau une douceur sans égale ; antiseptique enfin par les silicates qu'elle renferme, on s'explique facilement les bons résultats obtenus en 1870 par le Dr Joubert qui l'utilisait pour le pansement des plaies des blessés.

La minéralisation de la grande source est faible ; aussi cette source ne sert pas seulement à l'alimentation des moyens balnéaires de l'Etablissement, mais elle est encore utilisée pour tous les usages domestiques. Voici d'ailleurs sa composition d'après l'analyse faite en 1896 à l'Ecole des Mines :

Eau minérale de Bagnoles-de-l'Orne : Grande Source (thermale) ; Certificat d'origine délivré par M. le Maire de Tessé-la-Madeleine.

On a dosé par litre d'eau :

	grammes
Acide cb. (libre . .	0.0063
(desbicarb.	0.0068
Acide chloridrique .	0.0102
Acide sulfurique. .	0.0125
Acide phosphor . .	0.0004
» arsénique . .	traces
Silice.	0.0135
Protoxyde de fer. .	0.00 0
Chaux	0.0061
Magnésie	0.0012
Lithine	traces
Potasse.	0.0028
Soude . . , . .	0.0143
Matièresorganiques.	0.0021
Total. .	0.0772

Composition calculée :

	grammes
Acide carbon. libre.	0.0063
Silice	0.0135
Bicarbon. de fer .	0.0022
« de chaux .	0.0092
Phosph. de chaux.	0.0009
Sulfate de chaux. .	0.0034
» de magn. .	0.0036
» de potasse.	0.0050
» de soude. .	0.0128
Arséniate de soude. (faibles (traces	
Chlor. de sodium.	0.0164
» de lithium .	traces
Matières organ. .	0.0021
TOTAL .	0.0754

Extrait sec à 180° : 0g 0625

Le Chimiste,
E. GOUTOL.

L'inspecteur général des mines,
Directeur du Bureau d'essai,
A. CARNOT.

Il résulte de cette analyse que l'Eau de la Grande source est une eau *silicatée, chlorurée sodique, phosphatée, sulfatée* avec traces *d'arsénic* et de *lithine.*

L'analyse des gaz qui se dégagent de la source thermale a été faite récemment par le professeur Bouchard et M. Desgrez qui ont reconnu la présence de 5 pour 100 de gaz acide carbonique contre 95 pour 100 de gaz azote, avec les raies spectrales de *l'argon* et de *l'hélium*, comme dans les Eaux de Cauterets.

La remarque faite autrefois par Durand-Fardel qu'il n'existe que des relations imparfaites entre la composition chimique des Eaux minérales et leurs propriétés thérapeutiques, ne saurait mieux s'appliquer qu'aux Eaux de Bagnoles.

De l'examen de leur composition chimique, en présence de leur faible minéralisation, et en l'absence surtout de principes minéralisateurs dominants, on ne saurait déduire d'une façon précise leurs applications thérapeutiques ; n'en est-il pas de même, d'ailleurs pour une foule d'Eaux minérales renommées, n'en est-il pas de même de la plupart des médications ; et si leur action reste encore mystérieuse pour nous, cela ne peut-il point tenir aussi aux moyens d'investigation encore trop imparfaits que la science met à notre disposition.

Aussi pour recommander, et préconiser les Eaux de Bagnoles, nous contenterons-nous d'invoquer comme pour nos agents médicamenteux, l'opium, le sulfate de quinine, le salicylate de de soude, etc., les résultats remarquables et incontestés de l'expérimentation, de l'observation clinique ; c'est encore la méthode la plus sûre, la plus rapide pour arriver à l'explication du pourquoi et du comment de la thérapeutique.

Administrées avec succès dans un grand nombre de maladies, les Eaux de Bagnoles appartiennent, disait le professeur Pidoux, dans un intéressant rapport présenté en 1868 à la Société d'hydrologie de Paris, à l'occasion d'une étude du Dr Bignon, « à cette classe d'Eaux médicinales qui ne sont pas franchement minéralisées, et qui conviennent à un grand nombre de maladies dont le

caractère est aussi de se montrer ni bien fran-
ches, ni bien simples ».

Toutefois, si leurs applications sont variées,
elles sont loin de présenter, la même importance, la
même valeur dans les diverses affections où elles
ont été utilisées, et leurs effets thérapeutiques ne
dépendent pas seulement de la grande sensibilité
des malades à leur action, mais encore de la main
plus ou moins experte qui ordonnance l'eau minérale.

L'expérimentation a permis de constater certaines applications spéciales qui forment pour
ainsi dire la caractéristique, la raison d'être de
notre station thermale, nous voulons parler de
l'emploi des Eaux de Bagnoles dans la cure des
affections veineuses, et tout spécialement dans
les suites de Phlébites et dans les varices.

DE LA PHLÉBITE

On entend par phlébite, l'inflammation des veines suivie ou non de coagulations intra-veineuses
du sang, et par endophlébite, mésophlébite, périphlébite, la localisation du processus inflammatoire sur la tunique interne, moyenne ou externe
des veines.

HISTORIQUE ET PATHOGÉNIE

Signalée par les accoucheurs au commence-
ment du siècle dernier, la phlébite a été observée
et étudiée ensuite par Mauriceau, Pugos, White,
Davis, Guthrie, Robert Lee, Breschet, Van
Swieten, Legrain, Bouillaud ; mais il faut arriver
à l'année 1830 pour voir cette maladie entrer
dans une phase nouvelle et vraiment scientifique.

« L'expression de phlébite dont je me suis constamment servi, écrit Cruveilhier, pour caractériser
l'oblitération veineuse par suppuration, prouve
assez que je considère ces deux ordres d'oblitéra-

tions comme le résultat de l'inflammation de la membrane interne des veines.

Dans nos idées pour qu'il y ait phlébite spontanée ou non traumatique, il faut de toute nécessité une cause d'irritation qui agisse sur les parois veineuses ; or cette cause d'irritation ne peut lui arriver que par le sang.

Ce sang, chargé de principes irritants, enflamme les parois veineuses, et le premier phénomène de cette inflammation, c'est la coagulation du sang ».

Cette nouvelle doctrine est bientôt admise par tous les cliniciens, notamment par Andral, Piedagnel, Trousseau, etc ; mais, en 1845, Bouchut y apporte quelques restrictions, et déclare que la composition du sang remplit un rôle capital dans la coagulation chez les cachectiques, et chez les malades atteints d'affections chroniques.

Un peu plus tard, Virchow devient un dangereux adversaire des idées de Cruveilhier, dans une série de mémoires publiés de 1854 à 1873, en prétendant « remplacer les expressions un peu mystiques de Cruveilhier par la simple expression des faits ».

Pour Virchow, la phlébite n'est plus la cause de la coagulation, elle lui est secondaire, elle n'en est que l'effet ; c'est la théorie de la coagulation spontanée dont le Dr Lancereaux établit les lois mécaniques.

« Si l'on remarque, dit-il, que les principaux vaisseaux où siègent les thromboses sont précisément situés au niveau des points où les parois des veines cessent d'adhérer aux toiles fibreuses du voisinage, et par conséquent, là où la force d'aspiration thoracique tend à diminuer et à disparaître, on arrive à cette conclusion que la coagulation spontanée du sang est régie par une loi purement physique, que nous énoncerons comme il suit : les thromboses marastiques se produisent toujours au niveau des points où le liquide sanguin a le plus de tendance à la stase, c'est-à-dire à la limite d'action des forces d'impulsion cardiaque et d'aspiration thoracique ».

Cette théorie va régner sans opposition pour ainsi dire jusqu'en 1874 ; c'est alors que le professeur Vulpian intervient pour réagir à son tour contre les idées du savant anatomo-pathologiste allemand, et remettre en honneur les idées émises par Cruveilhier.

« Les coagulations marastiques sont-elles vraiment spontanées ? Leur formation n'est-elle pas précédée par le développement d'un état morbide des parois des veines ?

Il me semble difficile, dit M. Vulpian, qu'il en soit autrement, car on ne voit pas pourquoi le sang se coagulerait d'emblée, et pourquoi les coagulations naîtraient plutôt dans certaines veines que dans d'autres... Il y a évidemment là quelque lésion, non connue jusqu'ici, qui modifie les propriétés vitales de la membrane interne des veines ».

En 1880, M. Renaut émettait un avis analogue, en disant qu'au niveau des caillots les plus récents des phlegmatia cachectiques, il avait toujours trouvé l'épithélium desquamé, et M. Troisier déclarait qu'en dehors de la phlébite, tout n'était qu'hypothèse.

A cette époque, la bactériologie ouvrait un nouvel horizon aux recherches scientifiques, et permettait de découvrir le rôle des agents infectieux dans l'organisme au point de vue pathogène ; et les savantes recherches de Doléris, Weigert, Cornil, Babès, Dunin, Widal et Vaquez venaient donner raison à la manière de voir de l'éminent professeur de la faculté de Paris.

Aujourd'hui tout le monde est d'accord désormais pour admettre que l'altération de la paroi veineuse est le phénomène initial de la phlegmatia.

En se fixant sur cette paroi, les agents infectieux produisent de l'endophlébite desquamative qui « devient le point d'appel, le centre formateur d'une coagulation ».

ÉTIOLOGIE

Causée tantôt par un traumatisme des veines, soit accidentel, soit déterminé par l'intervention chirurgicale, tantôt par des exercices violents, la fatigue ou l'impression du froid, la phlébite se manifeste encore sous l'influence d'un état morbide infectieux primitif ou secondaire, telles les phlébites de la tuberculose, des états cachectiques de l'érysipèle, du rhumatisme blennorrhagique, telles les phlébites des maladies dites infectieuses comme la fièvre typhoïde, l'influenza, la pneumonie, la syphilis, le paludisme. On rencontre également cette affection dans le cours des maladies constitutionnelles comme le rhumatisme, la goutte et la chlorose, et enfin dans la dernière période d'états cachectiques dus à la chlorose, à la tuberculose ou au cancer.

Aussi d'après leur étiologie peut-on ranger les phlébites dans deux grandes classes :

1re classe. — Les phlébites de cause interne *chirurgicales ou puerpérales*.

2e classe. — Les phlébites de cause externe, *spontanées ou médicales*.

SYMPTOMES

La phlébite présente dans son évolution des phases aussi nombreuses que variées, et dans tous les cas, c'est toujours l'infection qui joue le rôle prépondérant, et lui donne son caractère de gravité.

La phlébite atteint de préférence les personnes entachées d'arthritisme, cette maladie de richesse dont le principal caractère est la tendance aux congestions, et l'effet habituel la faiblesse congénitale et héréditaire du tissu musculaire lisse ; elle débute tantôt brusquement, tantôt d'une façon insidieuse, et frappant soit les vaisseaux superficiels, soit les vaisseaux profonds, elle se localise généralement sur les membres inférieurs, plutôt à gauche qu'à droite.

Tout d'abord, c'est une douleur plus ou moins vive qui se fait sentir dans tout le membre d'une façon plus marquée à la face interne de la cuisse au creux poplité, et au mollet ; puis le membre est pesant, engourdi ; un œdème plus ou moins considérable, blanc, lisse et dur, apparaît avec quelques réseaux bleuâtres sur la peau.

Dans les cas heureux, ces divers phénomènes disparaissent vers la cinquième semaine ; mais l'évolution de la phlébite ne se termine pas toujours d'une façon aussi favorable. Souvent sa marche vers la guérison est lente, les nombreux accidents qui lui font cortège, lui survivent et en éternisant sa durée, découragent le médecin et font le désespoir des malades.

Avec les symptômes habituels qui caractérisent l'inflammation des veines ou leur oblitération, on constate l'existence de troubles moteurs, sensitifs et trophiques qui apparaissent tantôt de bonne heure, tantôt tardivement, et font penser que si l'altération des vaisseaux tient le premier rang dans la phlébite, les modifications survenues du côté du système nerveux, notamment des nerfs périphériques, ne doivent point être considérées comme quantité négligeable, et qu'il importe pour le clinicien d'en tenir compte, tant leur rôle est considérable au point de vue de la symptomatologie comme du traitement.

Du côté de la motilité, on constate l'impossibilité d'exécuter le moindre mouvement pour le membre atteint. Les malades ne peuvent, dit Trousseau, « étendre, ni fléchir les orteils, remuer la jambe ou la cuisse, et si quelquefois il existe des douleurs articulaires qui rendent compte de cette immobilité des membres, dans d'autres cas, où la pression ne détermine aucune douleur articulaire, tout mouvement est impossible, comme s'il y avait paralysie des muscles ».

En un mot, nous sommes en présence de l'impotence fonctionnelle bientôt suivie d'une complication redoutable, l'atrophie musculaire qui ne s'explique pas seulement par le repos obligatoire, auquel les malades sont soumis, mais encore pour

2

les altérations phlébitiques des vaso-vasorum qui ont quitté le domaine des hypothèses, pour devenir, ainsi que l'a démontré le Dr Quénu, la réalité.

Comme troubles de la sensibilité, nous signalerons des fourmillements continuels, des crampes, des élancements très douloureux ; quelquefois toute la région atteinte demeurera insensible ; dans d'autres circonstances, la sensibilité sera plus vive et correspondra non point « aux segments vasculaires plus ou moins envahis par la phlébite, mais bien à des territoires nerveux, correspondant au tronc principal lui-même ou à ses branches terminales ». « Vaquez ».

Les altérations des nerfs consécutives aux phlébites ont été surtout étudiées par Klippel et Quénu, mais nos savants confrères diffèrent dans les explications qu'ils donnent de leur pathogénie.

Pour Klippel, les lésions nerveuses de la phlébite sont dues à l'action dénutritive ou irritative de la sérosité de l'œdème qui baigne les nerfs.

Tantôt la myéline « est fragmentée en gros blocs séparés les uns des autres par des espaces de gaines vides », tantôt elle est seulement « festonnée et dentelée sur les bords des tubes », tandis que le cylindre-axe persiste.

L'explication donnée par M. Quénu à laquelle se rallie Vaquez est toute autre: « Pour nous, dit Quénu, une grande partie des phénomènes qu'on observe dans la phlegmatia alba dolens reconnaissent pour cause une névrite sciatique ou crurale due à une inflammation aiguë des veines du tronc nerveux ».

Parmi les troubles trophiques qui ne sont pas

les moins importants, nous indiquerons l'œdème
dont la fréquence est excessive, qui n'envahit pas
seulement le tissu cellulaire sous-cutané, mais
quelquefois encore les couches profondes du
derme, aboutissant à cet état de la peau décrit
sous le nom d'épaississement en peau d'orange, et
à l'hypertrophie du membre qui prend l'aspect
éléphantiasique. Nous signalerons enfin la dilatation variqueuse, le purpura, et cette difformité
décrite par le professeur Verneuil sous le nom
de pied bot phlébitique, et qui a été l'objet d'une
thèse fort intéressante d'un de ses élèves, notre
confrère le Dr Paulin.

Ces considérations pathologiques sur la phlébite nous ont paru indispensables avant d'aborder
le traitement non point de cette redoutable affection, mais des suites graves qu'elle entraîne.

TRAITEMENT

Dans cette étude, nous n'avons point la prétention de discuter le traitement des phlébites à
la période aiguë, cela ne rentre pas dans nos attri-
butions spéciales ; qu'il nous suffise de dire que
l'immobilisation doit être recommandée pendant
cette période, et que le traitement conseillé dans
la phlébite puerpérale par un de nos excellents
maîtres, le professeur Pinard rend de grands services. Ce traitement consiste dans l'usage de
compresses trempées dans une solution saturée
de chlorhydrate d'ammoniaque et maintenues sur
les membres atteints de phlébite, jusqu'à production d'un érythème vésiculeux; les résultats satis-

faisants de ce traitement sont consignés dans la thèse de Mlle Rosenthal, et cités par MM. Ribemont-Dessaignes et Lepage, dans le précis d'obstétrique que nos éminents confrères viennent de publier.

Ce qui doit nous préoccuper actuellement, ce sont les conséquences graves qui survivent aux phlébites, et nous avons maintenant à examiner les moyens qu'il y a lieu de leur opposer.

Nombreuses sont les médications qui ont été tentées dans ces circonstances ; les énumérer constituerait un travail encombrant et dépourvu d'intérêt, puisque le succès n'en couronne pour ainsi dire jamais l'application ; c'est alors qu'il convient d'avoir recours aux Eaux minérales qui constituent d'importantes ressources thérapeutiques, car elles seules permettent la restitution *ad integrum* lorsqu'elles sont employées à temps, et elles ont le pouvoir prophylactique par suite duquel les manifestations morbides de la diathèse peuvent être non-seulement guéries, mais indéfiniment reculées.

LES SUITES DES PHLÉBITES
ET LE TRAITEMENT HYDRO-MINÉRAL

Parmi les stations thermales qui se réclament de la guérison de suites des Phlébites, Bagnoles-de-l'Orne est indiqué de la façon la plus formelle, et marche au premier rang ; j'ajouterai même que nos Eaux minérales constituent un traitement vraiment spécial, pour ne pas dire spécifique, qu'on ne trouve dans aucune station de France ou de l'étranger.

En Allemagne les Eaux de Nauheim, de Kreuznach sont utilisées pour la cure des phlébites et rendent quelques services ; en France, les Eaux de Plombières, Bourbon-Lancy, Luxeuil, Ussat, Bourbonne-les-Bains, Briscous, Biarritz, Salies de Béarn, les Boues thermales de St-Amand, de Dax ont été également prescrites en vue de la résolution des inflammations veineuses et possèdent à leur actif quelques succès ; nous ajouterons même que la plupart des stations thermales ont pu citer quelques cas de Phlébites ou phlébectasies guéries ou améliorées, mais elles sont toutes bien éloignées de posséder des sources ayant à leur actif l'action remarquable des Eaux de Bagnoles-de-l'Orne, dont l'emploi a été suivi de guérisons nombreuses, rapides, absolument inespérées ; et l'on peut proclamer aujourd'hui, sans crainte d'être taxé d'un enthousiasme qu'après tout, le succès, non-seulement excuserait, mais légitimerait, que la cure des suites des phlébites est devenue le triomphe de notre station balnéaire.

Cette propriété spéciale, pour ainsi dire merveilleuse des eaux de Bagnoles, admise par la Société d'hydrologie médicale de Paris dans sa séance de février 1898, n'est pas encore suffisamment connue ; bon nombre de nos confrères l'ignorent ou manifestent à son endroit un scepticisme bien explicable, en raison surtout de ce que nos prédécesseurs ont peu écrit sur cette question, et que les propriétaires de l'établissement thermal ont pensé pendant trop longtemps, que la publicité n'était point nécessaire, les bons effets des eaux devant suffire à faire affluer les malades dans la station.

L'action des eaux de Bagnoles sur les suites des phlébites a été surtout mise en lumière, et pour la première fois, par un des médecins les plus distingués, les plus compétents dans les questions d'hydrologie, M. le Dr Rotureau.

Avant de se consacrer d'une façon toute spéciale, et avec le talent que chacun a pu apprécier, à l'étude des eaux minérales, M. Rotureau exerça la médecine pendant quelques années à Alençon, et vint souvent à Bagnoles. Les résultats de sa pratique lui démontrèrent, (et nous tenons ce renseignement de notre confrère lui-même), que l'application extérieure des eaux de la source thermale donnait des résultats remarquables chez les femmes nouvellement accouchées atteintes de phlébite.

Mis au courant des puissantes propriétés des eaux de Bagnoles par le Dr Rotureau, un de nos excellents maîtres, M. le Dr Léon Labbé, n'a cessé depuis d'envoyer, dans notre station thermale, de nombreux malades et a toujours obtenu, ainsi qu'il nous l'a répété maintes fois, les résultats les plus étonnants.

Notre regretté confrère, le Dr Joubert, médecin-inspecteur des Eaux de Bagnoles depuis 1869, n'était pas moins affirmatif et s'exprimait ainsi en 1880 : « L'action physiologique des Eaux sur la circulation veineuse donne à cette station thermale une spécialisation thérapeutique que nous ne saurions trop recommander aux praticiens ; tous les cas de phlébite que nous avons traités jusqu'à ce jour ont été guéris » ; et il se faisait l'ardent propagateur de cette eau thermale.

En 1882, un élève de M. Léon Labbé, notre confrère Levassort, de Mortagne, signalait à son tour, dans sa thèse inaugurale intitulée: « *Le rhumatisme chronique en Normandie et Bagnoles-de-l'Orne* », un certain nombre de phlébites traumatiques guéries par les Eaux de Bagnoles.

Le Dr Joubert en 1890 confirma de nouveau, en ces termes, les résultats de son expérience : « Il est une maladie que nous traitons victorieusement à Bagnoles-de-l'Orne, sans nous rendre un compte exact du *modus faciendi*, c'est la phlébite... Depuis vingt ans, nous avons traité un grand nombre de malades atteints de phlébite, et nous n'avons enregistré que des succès plus ou moins complets, selon la gravité ou l'ancienneté de la maladie ».

Nous avons nous-même indiqué en 1894, dans une

étude sur les Eaux de Bagnoles dont nous avions pu apprécier les résultats depuis 1887, que les phlébites étaient tributaires de nos Eaux thermales qui présentaient dans ce cas les caractères d'une spécialisation thérapeutique, et nous adressions l'année suivante à l'Académie de médecine une étude ayant pour objet la cure des Phlébites par les Eaux minéro-thermales de Bagnoles.

En 1894, dans la clinique médicale de la charité, M. Vaquez déclarait que les Eaux tièdes de Bagnoles lui avaient semblé à diverses reprises amener une sédation marquée des accidents phlébitiques ; « nous avons notamment connaissance, ajoutait-il, de plusieurs observations où la cure hydro-thérapeutique de Bagnoles, accompagnée ou non suivant les cas, des pratiques du massage et de l'électricité, a permis d'obtenir une guérison parfois durable d'accidents postphlébitiques, en apparence incurables ».

Plus récemment, M. Huchard écrivait dans le *Journal des Praticiens* que les eaux de Bagnoles avaient une influence légèrement excitante sur la circulation, et une action favorable bien démontrée sur les maladies des veines ».

Enfin MM. Doléris et Pichevin s'exprimaient en 1896 sur le mode d'action des Eaux de Bagnoles, de la façon suivante : « Les Eaux de Bagnoles ont des effets assez variés sur l'économie. Prises en boisson, elles sont toniques, reconstituantes et faiblement diurétiques ; administrées en bains, elles déterminent les mêmes effets auxquels viennent s'ajouter les effets excitants des fonctions cutanées, glandulaires et sédatifs du système nerveux. En même temps l'appétit augmente, la circulation s'accélère, l'énergie musculaire s'accroît, donnant aux malades une sensation particulière de bien-être et de force. Au point de vue thérapeutique, l'indication la plus importante, et on pourrait dire spéciale aux Eaux de Bagnoles-de-l'Orne, c'est le traitement des phlébites de toutes sortes, et en particulier des phlébites puerpérales ».

Mais comment expliquer ces résultats si heureux qui démontrent, de la façon la plus précise, l'action énergique et puissante des Eaux de Bagnoles contre les suites des phlébites, et qui donnent à cette station thermale *un cachet de spécialisation* sur la circulation veineuse ? Les hypothèses certes n'ont point fait défaut ; mais elles n'ont plus facilement cours dans le domaine fécond de la science et dans notre siècle de critique minutieuse.

Convient-il d'invoquer la minéralisation des Eaux de Bagnoles? Leur thermalité doit-elle être mise en cause? Faut-il faire intervenir les actions chimiques et électriques provoquées par les conferves au contact de la peau, ou bien encore l'existence de microcoques et de bacilles analogues à ceux trouvés récemment dans les sources de Vichy? Y a-t-il lieu de faire appel à la théorie des actes réflexes, pour expliquer les phénomènes observés, les guérisons obtenues ?

Enfin la théorie si séduisante des ions nous donnera-t-elle la clef de leur action sur l'organisme, le pourquoi et le comment de résultats thérapeutiques si remarquables avec des Eaux si faiblement minéralisées ?

Nous avouerons humblement que dans l'état actuel de nos connaissances, la réponse à ces diverses questions n'est pas facile, et qu'il est impossible de préciser d'une façon mathématique le mode d'action des Eaux de Bagnoles dans les suites des phlébites.

Nous pensons qu'il est plus pratique, et plus prudent de choisir pour guide les résultats thérapeutiques obtenus, et de s'en rapporter à une observation clinique faite d'une façon sincère et consciencieuse, que de s'aventurer dans le champ sans limites des hypothèses.

Aussi en ce qui nous concerne, nous basant sur observation journalière et attentive, nous allons passer en revue les réactions salutaires que les Eaux de Bagnoles provoquent sur les diverses fonctions.

Circulation. — Les bains tempérés de Bagnoles, possèdent une influence incontestable sur l'appareil circulatoire. Ils rendent la circulation périphérique plus vive par l'excitation des fibres musculaires lisses, qui a pour conséquence l'augmentation de la tonicité et de l'élasticité des petits vaisseaux ; par suite la déplétion du système veineux et le développement d'une circulation collatérale deviennent plus faciles, la circulation générale meilleure, et le résultat est un effet *tonique* sur la peau et l'ensemble de la constitution, réveillant ainsi la vitalité des tissus, provoquant l'expulsion des produits morbides, et produisant suivant l'expression de Bordeu un remontement général.

Cette excitation de la circulation ne saurait être mise en doute ; elle est amplement démontrée par le rapprochement qui se produit dans le bain thermal entre la température axillaire et la température rectale, ainsi que l'a reconnu le professeur Bouchard pendant son séjour à Bagnoles, et que nous l'avons constaté maintes fois nous-même.

En résumé, les bains tempérés de Bagnoles ont une action stimulante, vaso-motrice sur la circulation.

Système nerveux — L'irritabilité du système nerveux est diminuée, puis calmée par les bains de Bagnoles ; leur action sédative reconnue par Desnos et Ledemé, constatée maintes fois dans son influence sur les phénomènes douloureux de la périphlébite, de la phlébite, de la névralgie sciatique, s'exerce sur les nerfs sous-cutanés, et se transmettant au grand sympathique, elle produit une activité plus grande dans les échanges nutritifs, et par suite la résorption plus rapide des exsudats inflammatoires.

Respiration. — Aucune modification n'est à signaler du côté de la respiration.

Système musculaire. — L'excitabilité des muscles striés est légèrement augmentée, et par suite, le travail musculaire est sensiblement accru.

Tube digestif. — Prise en boisson, l'Eau de Bagnoles exerce une action salutaire bien évidente sur l'estomac ; elle excite l'appétit, stimule les fonctions digestives, et favorise l'assimilation.

Au début du traitement, la constipation est fréquente; mais la fonction intestinale se régularise généralement au bout de quelques jours ; dans d'autres circonstances la diarrhée apparaît, mais ces divers troubles des fonctions digestives ne nous paraissent pas être sous la dépendance des eaux, mais plutôt du changement de régime et de la table d'hôte.

Peau. — La peau en raison du grand développement de son réseau capillaire, et des ramifications dans ses papilles de nombreuses terminaisons nerveuses, est le siège, sous l'influence du contact de l'eau minérale, de phénomènes de vaso-constriction et de vaso-dilatation des vaisseaux, et d'actes réflexes qui jouent un rôle considérable en thérapeutique thermale.

Le bain tempéré de Bagnoles est un calmant de la peau ; il la rend souple, douce, onctueuse, et modifie d'une façon très heureuse toutes les plaies.

On observe quelquefois après le bain une sensation de prurit, ou une rougeur plus ou moins intense, passagère, de l'enveloppe cutanée, mais surtout lorsque le bain a été pris à une température très élevée, ou qu'il a été très prolongé.

Nutrition. — L'usage interne de l'Eau de Bagnoles combiné avec le bain tempéré, produit d'heureux effets sur la nutrition, et la régularisation de ses fonctions.

La sécrétion urinaire est augmentée d'une façon très sensible, surtout après le bain et au début du traitement thermal.

Il y a souvent aussi après les premiers bains, expulsion d'acide urique et d'urates de soude, en un mot un débarras des vieux déchets de la nutrition, et ces divers éléments disparaissent complètement à la fin de la cure.

Cette élimination de l'acide urique et des urates, présente un réel intérêt puisqu'il paraît admis que leur présence dans l'organisme a pour résultat de produire, comme les toxines alimentaires, une action constrictive sur les vaisseaux.

Delà, découle également l'indication bien nette des Eaux de Bagnoles chez les arthritiques.

LE TRAITEMENT
DES SUITES DES PHLÉBITES
PAR
LES EAUX DE BAGNOLES

Cette étude serait incomplète, si nous ne faisions connaître les procédés par nous suivis dans la thérapeutique thermale des suites des phlébites ; aussi allons-nous aborder maintenant leur traitement.

Fixer la thérapeutique thermale des suites des phlébites par des règles précises est impossible. Elle est variable suivant les malades, la nature de leur affection ou de leur état constitutionnel suivant surtout leur degré de réaction thermale, surveillé au jour le jour, tout comme « s'il s'agissait de suivre au jour le jour un malade soumis à tout autre médication », ainsi que l'a conseillé le professeur Landouzy dans ses remarquables leçons faites à la faculté de médecine.

Notre thérapeutique consiste habituellement dans l'usage de l'eau de la source thermale en boisson, et dans l'emploi journalier de grands bains tempérés d'Eau minérale pris le matin à jeun.

La température de ces bains varie entre 32 et 36° centigrades, par suite des susceptibilités indi-

viduelles, et suivant les résultats thérapeutiques
que l'on cherche à obtenir. Tel malade en effet
aura froid dans un bain à 33°, alors que tel autre
malade aura chaud ; pour d'autres malades, des
températures de 35° et 36° seront nécessaires afin
qu'ils puissent se trouver à leur aise dans le bain,
et éprouver cette sentation de bien-être qu'il
apporte à tout l'organisme. Dans tous les cas, il
sera prudent avant d'entrer dans le bain de se
rendre compte de sa température à l'aide d'un
thermomètre bien exact.

La durée des bains est très variable, puis elle
doit être calculée d'après les réactions indivi-
duelles.

Généralement les malades séjournent dans les
bains pendant un temps variant de quarante
minutes à une heure, et comme ces bains se refroi-
dissent plus ou moins à l'air, souvent d'un degré,
les malades voient disparaître, vers la fin du bain,
l'impression de fraîcheur si agréable du début.
On constate alors une pâleur de l'enveloppe
cutanée, une décoloration et une diminution de
volume des veines superficielles dues à la vaso-
constriction du réseau capillaire qui, en vertu de
la loi de Stockes, ne tarde pas à être suivie de
vaso-dilatation.

Au sortir du bain, les malades seront doucement
épongés avec des serviettes très chaudes, et se re-
couvriront d'un peignoir bien chauffé.

Enfin pour quitter leur cabine, les malades
prendront toutes les précautions nécessaires afin
d'éviter le froid, et se rendront dans la salle de
repos voisine ou enveloppés de couvertures de
laine, ils resteront étendus pendant une heure

sur une chaise-longue, à moins qu'ils ne préfèrent rentrer chez eux en voiture,ou en chaise à porteur pour se remettre au lit pendant le même laps de temps, afin d'obtenir la réaction indispensable après le bain.

La tradition a fixé dans la plupart de nos stations thermales la durée de la cure à 21 jours, mais cette limite n'a rien d'obligatoire, et ne repose sur aucun fondement sérieux ; elle est la plupart du temps de trop courte durée.

La durée d'une cure varie suivant les malades, la nature, et le mode d'administration des Eaux minérales, d'après les effets physiologiques et thérapeutiques produits dans le cours de la cure ; dans tous les cas il faut de la persévérance pour obtenir des effets capables de changer la constitution. Aussi pour déterminer cette durée, il est de l'intérêt des malades de s'en rapporter à une direction médicale, aussi indispensable dans la clinique thermale que dans la thérapeutique ordinaire, pour le rétablissement de leur santé.

Ordinairement à Bagnoles il faut compter sur une moyenne de 25 jours de traitement, pour obtenir un bon résultat ; et lorsque la nécessité d'une seconde cure est reconnue, un repos d'au moins six semaines à deux mois doit être imposé au malade.

Cette nouvelle cure devra être aussi bien surveillée que la première, car des modifications peuvent se produire à chaque instant dans l'organisme, et fournir de nouvelles indications; aussi les malades qui élèvent la prétention de savoir se soigner, et qui se soignent à leur guise ne pourront que le regretter.

DES ADJUVANTS
DE LA CURE THERMALE
DANS LES SUITES DES PHLÉBITES

Pour venir en aide à la cure balnéaire et à l'usage interne de l'eau minérale, on a eu recours à quelques moyens adjuvants, les douches, le massage et l'électrisation.

Des Douches.

Les douches sont à notre humble avis contre indiquées dans le traitement des suites de phlébites; s'il est vrai qu'elles peuvent rendre des services, lorsqu'il s'agit d'augmenter la pression intra-vasculaire et de combattre les stases veineuses, dépendant de la faiblesse ou de l'impuissance de l'organe central de la circulation, elles sont dangereuses dans les suites des phlébites, car elles constituent un massage aveugle, et font courir au malade les dangers de nouvelles poussées inflammatoires, et d'une embolie pulmonaire.

Nous ferons toutefois une réserve, pour la douche en pluie générale, ou le long du membre malade, d'une durée de quelques minutes, à la même température que le bain et le terminant ; dans tous les cas l'usage ne nous en paraît indiqué que dans les suites des phlébites dues au rhumatisme et de date ancienne, et dans les phlébites scléreuses.

Ce genre de douche qui ne doit consister pour ainsi dire que dans un simple arrosage, sans aucune pression, a été utilisé par le D⟨r⟩ Joubert chez la plupart des malades qui ont fait l'objet des dix observations publiées d'une façon très sommaire dans une notice de l'administration de l'établissement thermal ; pour s'en convaincre il suffira de consulter les rapports annuels envoyés par ce médecin-inspecteur au ministère des travaux publics et déposés aux archives de l'Académie de Médecine. Nous devons cependant dire que dans les dernières années de sa pratique, le D⟨r⟩ Joubert avait à peu près renoncé à ce mode de traitement.

L'emploi des douches dans les suites de phlébites, a été l'objet en 1898, d'une intéressante discussion à la Société d'hydrologie médicale de Paris à laquelle ont pris part MM. Labat, de Ranse Durand-Fardel, Baraduc, Héraud, Morice, et les membres de cette Société sont tombés d'accord pour renoncer à la douche, sous quelque forme que ce soit, dans le traitement des suites des phlébites.

Le Massage

Le massage, qui a pris depuis quelques années une importance si considérable dans notre arsenal thérapeutique, a été conseillé par quelques auteurs dans les suites des phlébites.

Le D⟨r⟩ Georges Berne, dans son traité le « *massage* » s'exprime en ces termes : « Longtemps après l'apparition d'une phlébite, lorsque la maladie ne se traduit plus que par la dilatation des vaisseaux veineux collatéraux (phénomène qui prouve l'oblitération et la transformation des veines primitivement malades, en cordons fibreux), le massage peut être utilement employé, mais il faudra s'être minutieusement rendu compte qu'il n'existe, en aucun des points des membres que l'on se propose de traiter, soit superficiellement, soit dans la profondeur des tissus, aucun point douloureux ».

Anders Wirde, directeur de l'Institut orthopédique de Stockholm, a publié récemment d'intéressantes observations de guérisons de phlébites par le massage.

Dans son traité de médecine, Œttinger préconise le massage contre l'œdème consécutif aux phlébites, lorsqu'il tarde à disparaître et quand il a pris les allures de la chronicité.

M. Saquet a communiqué en 1893 à la Société de Médecine de Nantes un cas de phlébite ancienne traité avec succès par le massage. L'œdème reparaissait chaque jour depuis six mois, et l'atrophie musculaire qui ne faisait que croître amenait une grande difficulté dans la marche. Une amélioration notable à la fin de la première semaine, puis la guérison suivirent le massage.

MM. Ribemont-Dessaignes et Lepage recommandent également le massage dans les cas de déformations atrophiques précoces, avec contractures névropathiques.

Pour Hugon auteur d'un traité de « *Massage thérapeutique* » tout récent, la circulation générale est fortement influencée par les différentes manœuvres du massage, et entre un grand nombre d'expériences faites à ce sujet, il cite celles de Monsengeil.

Mais le massage a aussi ses adversaires ; à la Société de médecine de Berlin, Becker et Litten l'ont accusé de nombreux méfaits ; en France, bon nombre de médecins guidés par la crainte salutaire de l'embolie pulmonaire le bannissent complètement de la cure.

En résumé, nous pensons que dans une station thermale, il faut demander à l'eau minérale tout le concours que la multiplicité de ses modes d'action peut nous fournir ; telle était la thérapeutique de notre prédécesseur, le Dr Joubert, et qui lui a valu tant de succès pendant vingt-cinq ans ; elle est aussi la nôtre.

Mais si l'eau minérale ne nous donne pas tout le bénéfice qu'on est en droit d'attendre de ses multiples effets, et si l'on se trouve notamment en présence d'une atrophie musculaire menaçant les fonctions du membre, on pourra alors faire intervenir le massage, à la condition qu'il soit exécuté par des mains expérimentées, sous la surveillance du médecin, et mieux par le médecin lui-même.

Enfin le massage sera d'abord superficiel, et sera pratiqué sur les régions opposées aux vaisseaux atteints ; il consistera seulement dans les manœuvres de l'effleurage pratiqué avec la face palmaire de la main ou de la pulpe des doigts.

En procédant de cette façon, on n'aura aucun danger à redouter, puisque la marche et les contractions musculaires qu'elle nécessite ont une action bien plus considérable sur les vaisseaux veineux, et que l'expérience d'après Vaquez « a appris qu'elles sont impuissantes à détacher, après le soixantième jour écoulé, un fragment de caillot définitivement adhérent à cette époque » ; puisqu'enfin le professeur Cornil vient de constater après de nombreuses reherches que le caillot devenait adhérent dans les 48 heures.

Néanmoins, il ne faut jamais se départir d'une très grande prudence, et ne pas perdre de vue qu'il existe des phlébites qui récidivent facilement, notamment chez les goutteux, et que chez d'autres l'infection a des réveils dangereux qui se traduisent par de nouvelles poussées phlébitiques.

Électrisation.

L'électricité a été également utilisée dans les suites des phlébites. Son emploi est sans effet contre les phénomènes douloureux, elle les aggraverait plutôt, mais on en retirera quelques avantages contre l'atrophie musculaire.

DE L'OPPORTUNITÉ
DU DÉBUT
DE LA CURE HYDROMINÉRALE

Une question qui préoccupe à juste titre médecins et malades, c'est la fixation de l'époque à laquelle il est opportun pour les phlébitiques de se rendre à Bagnoles.

Cette préoccupation, bien légitime, est surtout causée par la menace de l'embolie pulmonaire qui est un danger inhérent à toute phlébite, mais elle peut néanmoins porter aux malades un grave préjudice, et ne doit pas avoir pour conséquence de se laisser entraîner à une inaction souvent injustifiable, car le succès de la cure thermale sera d'autant plus facilement obtenu qu'on sera moins éloigné de la période aiguë de la phlébite.

Si les auteurs classiques sont d'accord sur la nécessité de l'immobilisation pendant une longue période à la suite des phlébites, ils sont peu précis quand il s'agit d'en fixer la durée pour éviter l'embolie pulmonaire.

Avec une mobilisation hâtive, surtout si l'on se trouve en présence d'une phlébite à poussées successives, on peut avoir à redouter des embolies, avec une immobilisation trop prolongée on impose « au malade une gêne et même une souffrance

inutile » et on l'expose « à la production de rai-
deurs péri-articulaires et même d'ankylose, d'a-
trophies musculaires étendues, d'œdème chronique et de troubles trophiques cutanés ».

Dans la phlegmatia alba dolens qui nécessite
une immobilisation plus rigoureuse que pour
tout autre phlébite, le professeur Pinard prescrit
le repos au lit jusqu'à la période de régression, et
le repos absolu jusqu'à ce qu'un mois se soit
écoulé depuis la dernière élévation de température.

MM. Ribemont-Dessaignes et Lepage estiment
que le temps nécessaire à l'immobilisation peut
être fixé à 40 jours après la cessation de la fièvre.

Contrairement aux formules adoptées par
MM. Pinard, Ribemont et Lepage, M. Dagron
conseille la mobilisation dès la disparition de la
fièvre, le caillot n'était mobile selon lui que dans
la période pyrétique; notre confrère prétend en
outre que cette pratique a l'avantage de prévenir
les rechutes qui à son avis seraient dues à l'immobilité favorisant la pullulation des micro-orga-
nismes sur les parois veineuses.

M. Mérigot de Treigny dans une intéressante
étude qu'il vient de publier dans le *Journal des
Praticiens* conclut que le temps d'immobilisation
nécessaire peut être estimé à six semaines, terme
moyen ou deux mois au maximum, à partir du
début de la dernière rechute.

Dans tous les cas, dès que le malade sera au-
torisé à se lever, il devra s'entourer des plus
grandes précautions, et notamment recouvrir au
préalable les régions atteintes d'un tissu souple et t

élastique exerçant une compression modérée et méthodique.

Il pourra alors marcher et se rendre sans danger d'embolie dans une station thermale ; aussi pensons-nous pouvoir résumer l'indication de l'opportunité du début de la cure hydrominérale, dans la formule suivante :

On peut adresser les malades atteints de phlébite à Bagnoles, lorsque les mouvements et la marche sont possibles, sans danger d'embolie, en un mot cinq à six semaines après la cessation de l'état aigu, lequel se manifeste par la chute de la température, la diminution de l'œdème, et le retour plus ou moins complet des mouvements volontaires.

HYGIÈNE ALIMENTAIRE

L'hygiène alimentaire occupe une place importante dans une cure thermale, et malheureuse-
ment il est bien difficile pour les malades d'en
observer les règles, car les hôteliers qui reçoivent
à la même table baigneurs et touristes cherchent
toujours à attirer chez eux les étrangers par une
cuisine abondante et recherchée.

Depuis quelques années, on a cependant beaucoup parlé des tables de régime ; elles sont néanmoins un mythe aussi bien à l'Etranger qu'en
France ; toutefois un certain nombre de restau-
rants ont organisé un service fait à la carte qui
permet aux malades d'établir leur menu confor-
mément à leurs besoins, et aux indications médicales.

A Bagnoles-de-l'Orne, la clientèle se compose de
malades pour la plupart entachés d'arthritisme ;
aussi conviendrait-il d'exiger des hôteliers et des
malades la mise en pratique du régime alimentaire
susceptible de modifier cette diathèse caractérisée
par le ralentissement de la nutrition, en obtenant
l'équilibre entre les recettes et les dépenses, en
évitant l'accumulation des toxines dans l'organisme.

Ce résultat peut être obtenu avec un peu d'é-
nergie et de bonne volonté, d'autant plus que le

régime alimentaire n'est jamais absolu et que pour être efficace, il suffit qu'il soit appliqué judicieusement.

Ce régime comprend potages, viandes, poissons, œufs, légumes et fruits ; mais il faut l'approprier à chaque malade après s'être rendu compte des abus et des écarts dont il est coutumier.

Voici d'ailleurs les principales prescriptions alimentaires qui permettent de composer facilement le menu des phlébitiques.

Aliments autorisés.	*Aliments nuisibles.*
Viandes blanches.	Viandes noires.
Légumes verts.	Gibier.
Œufs.	Poissons, mollusques, crustacés.
Sole, merlan.	Fromage.
Poissons d'eau douce.	Oseille, épinards, tomate.
Salades.	Haricots secs, lentilles.
Pommes de terre.	Champignons. Truffes.
Fruits, surtout fraises et raisins.	
Viandes rôties saignantes, une ou deux fois par semaine.	

Boissons autorisées.	*Boissons nuisibles.*
Eau pure.	Champagne.
Eaux minérales alcalines.	Bières fortes.
Vins légers.	Vins alcooliques.
Vins blancs.	Eaux gazeuses.
Cidre.	Liqueurs.
	Eau-de-vie.
	Café. Thé.

Enfin le régime alimentaire des phlébitiques affaiblis qui n'ont rien à voir avec l'arthritisme devra être tonique et réparateur.

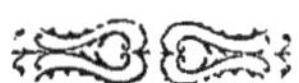

Nous en avons fini avec le traitement hydro-
thermal des suites des phlébites à Bagnoles ; il
est simple, peu compliqué peut-être, il est dans
tous les cas exempt de danger et n'en a que plus
de valeur. *Primum nocere*, d'abord ne pas nuire,
tel est se'on nous un principe fondamental en médecine, dont il faut savoir ne pas se départir,
surtout dans la pratique thermale, mais qu'il ne
faut pas cependant confondre avec l'abstention
thérapeutique.

Nous nous sommes toujours inspiré de ce principe dans notre carrière déjà longue, et loin de le
regretter, nous nous en félicitons.

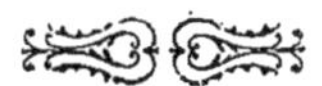

LES VARICES

On désigne sons le nom de varices, la dilatation permanente des veines dont les parois ont été plus ou moins modifiées par l'inflammation.

Elles se divisent en varices superficielles et en varices profondes, et peuvent siéger sur toutes les veines ; les varices des membres inférieurs et des veines hémorrhoïdales sont de beaucoup les plus fréquentes ; on les rencontre entre 30 et 40 ans chez les personnes dont la constitution est sous la dépendance de l'arthritisme, qui a pour principale conséquence une diminution dans la tonicité, dans la vitalité de l'étoffe veineuse.

Les conditions locales de la circulation sont pour les uns la cause des varices ; pour les autres l'état anatomique des vaisseaux présente seul de l'importance ; quelle que soit la théorie que l'on puisse invoquer, cela nous importe peu, ce qui nous intéresse plus particulièrement, c'est la marche de ces troubles trophiques qui est d'ailleurs toujours la même.

Les veines s'élargissent, leurs parois s'épaississent d'une façon inégale, et leur élasticité disparaît. C'est alors que viennent à leur tour les flexuosités, les bosselures qui apportent les modifications les plus variées et les plus profondes, tant au point de vue de la forme que de la direction des veines. Ces lésions sont dues à un trouble de la nutrition dont les conséquences sont, d'après M. Cornil, un travail prolifératif du tissu conjonctif qui s'organise entre les fibres lisses élastiques de la tunique moyenne de la veine, et en fait un canal sans défense contre la pression sanguine.

Les varices se traduisent par des troubles fonctionnels nombreux.

Les malades accusent tout d'abord une sensation de lourdeur, d'engourdissement dans le mollet sous l'influence de la marche ou de la station debout, le soir un peu de gonflement du pied, parfois un léger œdème malléolaire ; puis les veines se dessinent sous la peau sous la forme de cordons bleuâtres, dilatés, sinueux et bosselés, et la peau mal irriguée prend une coloration rouge brun caractéristique.

Ensuite les varices sont accompagnées de troubles fonctionnels et trophiques qui constituent la manifestation la plus évidente des troubles profonds de l'innervation : Ce sont des douleurs plus ou moins vives sur le trajet du nerf sciatique, de l'impotence musculaire, de l'eczéma chronique et l'ulcère variqueux.

Enfin les varices sont plus exposées à l'inflammation sous l'influence de chocs, de contusions, et constituent une prédisposition à un genre de phlébite désigné sous le nom de phlébite variqueuse.

On ne peut songer à la guérison complète des

varices ; et si à cet égard la thérapeutique est impuissante, elle peut d'autre part s'opposer à leur développement, et amoindrir les inconvénients sans nombre dont elles sont le résultat.

Favoriser le cours du sang veineux, modifier le vice de nutrition qui a atteint les parois veineuses, et donner à ces dernières plus de tonicité, plus d'élasticité, telle est l'indication thérapeutique que nous trouvons dans l'heureuse action des Eaux de Bagnoles-de-l'Orne.

Certes loin de nous la pensée et la prétention de guérir la sclérose veineuse, mais pouvons-nous du moins affirmer hautement, que sous l'influence de l'action spéciale de nos Eaux thermales sur la circulation veineuse et sur la diathèse arthritique, tous nos variqueux ont obtenu une réelle amélioration, soit dans les engorgements veineux, soit dans les varices douloureuses, soit dans les ulcères.

Le traitement hydrominéral des varices consiste dans l'usage de l'Eau de la grande source en boisson à la dose de 4 à 6 verres par jour, et en bains journaliers de 33 à 35 centigrades, avec repos d'une heure au lit, ou sur une chaise-longue.

Enfin les malades auront soin de porter constamment pendant la marche ou la station debout un bas élastique ou bien une bande de flanelle, ou bien encore une bande de crêpe Velpeau.

Le régime alimentaire sera celui des arthritiques, c'est-à-dire qu'on ne fera pas usage de mets épicés, de champignons, de truffes, de gibier faisandé, de charcuterie, de crustacés, de fromages fermentés, etc.

En ce qui concerne l'exercice, il devra être très modéré ; on évitera toute marche un peu longue, toute excursion pénible, et surtout la station debout prolongée ; et s'il existe des ulcérations variqueuses le repos absolu au lit ou sur une chaise-longue sera indispensable.

CONTRE-INDICATIONS
DE
LA CURE BAGNOLAISE

Les contre-indications de la cure thermale de Bagnoles-de-l'Orne dans les maladies des veines sont peu nombreuses.

Bien entendu, il ne faut pas envoyer à Bagnoles les états aigus ; il convient d'attendre pour diriger les phlébitiques sur la station thermale, que tous les phénomènes de réaction inflammatoire soient éteints, et que toute menace d'embolie soit disparue.

Les dégénérescences veineuses arrivées à une période trop avancée de leur évolution, et les maladies veineuses apparaissant dans la dernière période d'états cachectiques, tels que la tuberculose et le cancer, ne retireront aucun avantage de la cure thermale.

TABLE DES MATIÈRES

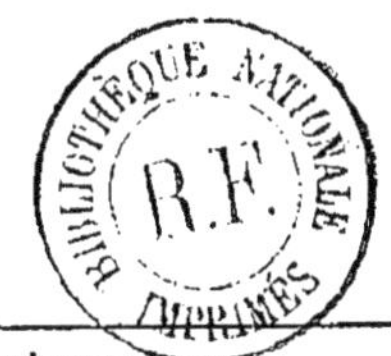